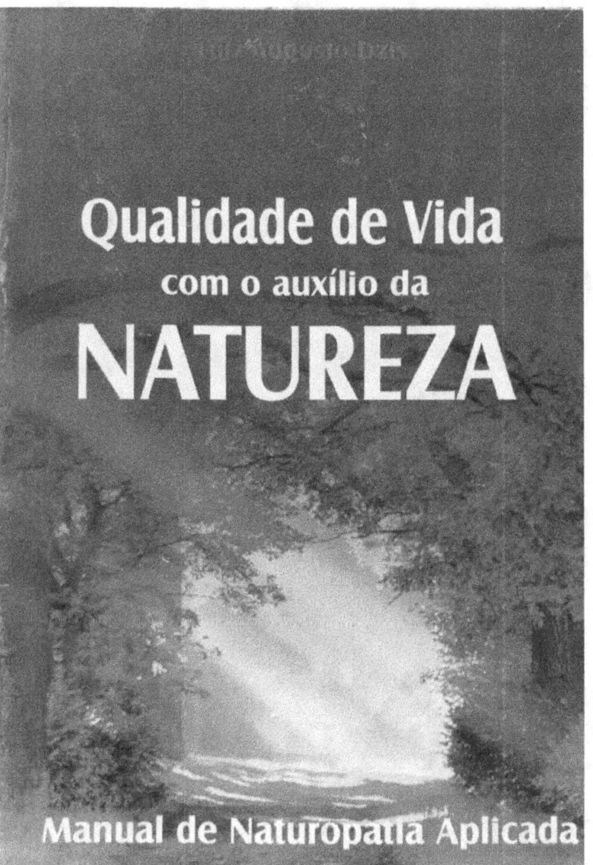

Qualidade de Vida
com o auxílio da
NATUREZA
Manual de Naturopatia Aplicada

Luiz Augusto Dzis

MANUAL DE NATUROPATIA APLICADA

*Qualidade de vida
com o auxílio da natureza.*

CONTEÚDO

INTRODUÇÃO

Sistemas. O que é Naturopatia? Uma forma de responder a esta pergunta é fazendo a distinção entre os principais sistemas de medicina:

ALOPATIA - Do grego *allos* (diferente) e *pathos* (sofrimento), é o sistema mais adotado pelos médicos e sua principal característica é o uso de substâncias que produzem efeitos *opostos* aos sintomas das doenças.

HOMEOPATIA - Também do grego *homoios* (o mesmo), é o sistema que utiliza substâncias que produzem efeitos *semelhantes* aos sintomas das doenças.

NATUROPATIA - Do latim *natura* (natureza), a Naturopatia busca fortalecer o sistema imunológico e melhorar o estado psicossomático através dos agentes naturais (água, ervas medicinais, argila e alimentos).

Hipócrates. Os princípios da Naturopatia remontam a Hipócrates, o qual possuía uma visão holística do indivíduo, afirmando que a saúde depende do equilíbrio entre vários fatores (físico, emocional, mental, social, espiritual etc.).

São estes seus princípios básicos:

1. *Vis Medicatrix Naturae* (foco no poder de cura da natureza: *autocura*)

2. *Primum Non Nocere* (em primeiro lugar não fazer nada que possa causar algum mal ao indivíduo, ou seja, tratá-lo com a *menor intrusão possível*)

3. *Tolle Causam* (tratar as *causas* e não os efeitos)

4. *Docere* (o *esclarecimento* e a prevenção são os melhores remédios)

Resgate. A intenção maior, aqui, é ajudar no resgate de tradições milenares sob a luz da atual metodologia científica, movimento esse que vem ganhando cada vez mais força entre os ocidentais.

NATUROPATIA

Definição. Naturopatia é uma *ciência* que visa manter ou restabelecer o equilíbrio das funções orgânicas (desintoxicação / revitalização) através dos agentes naturais: alimentos, ervas medicinais, água, argila, entre outros.

Sinônimos. Higienismo; Medicina Ecológica; Medicina Natural; Naturologia; Terapias Naturais.

Histórico. Desde os primórdios da civilização a humanidade descobriu a eficácia da água, da argila, das ervas e dos alimentos como recursos simples mas poderosos na recuperação ou melhora das funções orgânicas. China, Índia, Egito e Grécia são alguns dos países onde o uso dos agentes naturais ficou mais evidente. Hipócrates, considerado o Pai da Medicina Ocidental, utilizava amplamente a água (banhos, compressas), a argila medicinal (cataplasmas), as ervas medicinais e, com relação aos alimentos, disse: *"Que teu remédio seja teu alimento"*.

Essênios. Através dos Manuscritos do Mar Morto, descobriu-se que os Essênios - entre os quais, segundo alguns estudiosos, viveu Jesus de Nazaré - eram profundos conhecedores das Terapias Naturais, tanto que foram denominados na época de *hospitaleiros*, pois cuidavam das enfermidades da população em hospedarias específicas para isso. Aí está uma das origens da palavra *hospital*.

Natureza. Os animais nos dão alguns exemplos do uso de recursos da natureza quando estão enfermos. Por exemplo, os cães, instintivamente, jejuam e/ou comem capim se estão doentes.

História. Ao longo da História, destacam-se várias personalidades que usavam e recomendavam a utilização dos recursos terapêuticos naturais: Pitágoras, Paracelso, Nostradamus, Sebastian Kneipp, Siegmund Hahnn, Benjamin Franklin, entre outros.

Declínio. Com o advento da ciência moderna, principalmente a partir do século 19 (Revolução Industrial), o uso das Terapias Naturais entrou em declínio, devido à descoberta das vacinas, dos antibióticos, dos modernos tipos de diagnóstico e cirurgias, das drogas sintetizadas em laboratório, enfim, de tudo aquilo que embasa a Medicina Ortodoxa (Alopatia).

Reavivamento. Desde 1970 está ocorrendo um reavivamento cada vez maior das Terapias Naturais, sendo o seu conjunto, agora, chamado de Naturopatia. Além disso, o estudo científico e a aplicação metodológica norteiam as práticas naturopáticas, inclusive já estando em pleno funcionamento várias faculdades de Naturopatia (Naturologia): na Europa (www.naturopatia.com),

EUA (www.bastyr.edu) e Brasil (reconhecidas pelo MEC: www.unisul.br, www.anhembi.br). Estas faculdades normatizam a atividade profissional, dando respaldo à mesma.

Retorno. Este retorno às Terapias Naturais deve-se a várias causas: distanciamento (frieza) de grande parte dos médicos perante os pacientes; alto custo dos tratamentos convencionais; aumento da incidência de doenças crônicas e degenerativas, exigindo das pessoas a mudança de hábitos (volta à natureza); efeitos colaterais das drogas químicas; entre outras.

Procura. Hoje, nos EUA, existem inúmeros planos de saúde que incluem o tratamento naturopático, pois a procura pela chamada Medicina Alternativa já é igual ao da Medicina Convencional.

Observação. É fundamental deixar bem claro que a Naturopatia (de forma pejorativa chamada por alguns de Medicina Oficiosa) *não rivaliza* com a Alopatia (considerada a Medicina Oficial). Pelo contrário, a idéia não é o confronto mas a união dos esforços para o objetivo comum: melhorar a qualidade de vida das pessoas. A Naturopatia, devido às suas características preventivas, comprovadamente funciona hoje como coadjuvante útil e eficaz da Medicina Ortodoxa, inclusive sendo reconhecida e incentivada pela OMS (Organização Mundial de Saúde) desde 1979, devido, entre outros fatores, ao seu baixíssimo custo.

Complemento. A Naturopatia, devido às suas próprias características - as quais serão relatadas no próximo parágrafo - serve como *ajuda complementar* ao tratamento alopático. Se um Naturopata constata que há um problema mais sério com o *cliente* (por exemplo, uma disfunção cardíaca), logo ele encaminha-o a um especialista (no caso, um cardiologista).

Terapias. São estas as terapias básicas da Naturopatia:

- *TROFOTERAPIA* - Os princípios da alimentação correta

- *GEOTERAPIA* - Técnica do uso da argila medicinal

- *HIDROTERAPIA* - Utilização terapêutica da água

- *FITOTERAPIA* - Terapia através das ervas medicinais

TROFOTERAPIA

Alimento. Aquilo que a pessoa ingere e a maneira que o faz, reflete em grande parte seu estado íntimo, sendo o funcionamento orgânico um dos *espelhos* mais visíveis da consciência. Vale frisar aqui que aparência física não é sinônimo de saúde, visto que existem muitos indivíduos esteticamente considerados "rechonchudos" mas com um organismo saudável, e outros ditos "esbeltos" porém com um estado orgânico deplorável.

Trofoterapia. A Trofoterapia busca esclarecer aos interessados quais são os princípios da alimentação correta. Ela é um dos pilares da Naturopatia, porque, se fazemos um tratamento de desintoxicação e revitalização do organismo e não mudarmos nossos hábitos alimentares, é uma simples questão de tempo para as queixas, dores e indisposições retornarem.

ALIMENTOS ESSENCIAIS PARA O CONSUMO (adulto 70kg)

VEGETAIS: Pelo menos 2 porções diárias.
FRUTAS: No mínimo 2 qualidades diferentes por dia.

OVOS: 1 ou 2 ovos por semana.
PROTEÍNA: 2 porções diárias de feijão ou
castanha ou soja ou peixe ou ....
CEREAIS: Ou pão integral no almoço e
jantar.

Observações:

- Açúcar, só o mascavo ou, na falta deste, o cristal (o branco é desmineralizante e altera o nível de glicose: ler *Sugar Blues*; Willian Dufty; Editora Ground).
- Ovos, somente caipiras (os de granja contêm antibióticos carcinogênicos).
- Leite, unicamente em pó e, se possível, de cabra (o leite ordenhado mecanicamente não é aconselhável).
- Queijo, apenas fresco ou de preferência a ricota (o queijo nada mais é que o leite concentrado).
- Margarina, jamais (contém produtos altamente tóxicos).
- Se comer frango, somente o caipira (o de granja contém antibióticos, anti-estressantes, entre outros).
- Cereais, devem ser integrais (o processo de refino tira os nutrientes essenciais).
- Sal, somente o marinho (o refinado tem excesso de potássio e iodo)

A COMBINAÇÃO BIOQUÍMICA DOS ALIMENTOS

Incompatibilidade. Comumente, geramos substâncias irritantes ao organismo quando utilizamos vários tipos de alimentos na mesma refeição, devido à incompatibilidade bioquímica entre alguns deles. Isso, a médio e longo prazo, causa intoxicação do sangue, abrindo espaço para que as disfunções apareçam. O ideal, num prato de comida, é que este apresente apenas um tipo de carbohidrato, ocupando 20% do mesmo, várias verduras e uma leguminosa recém-cozida (ocupando 70%) e um pouco de proteína (ocupando 10%), conforme o gráfico:

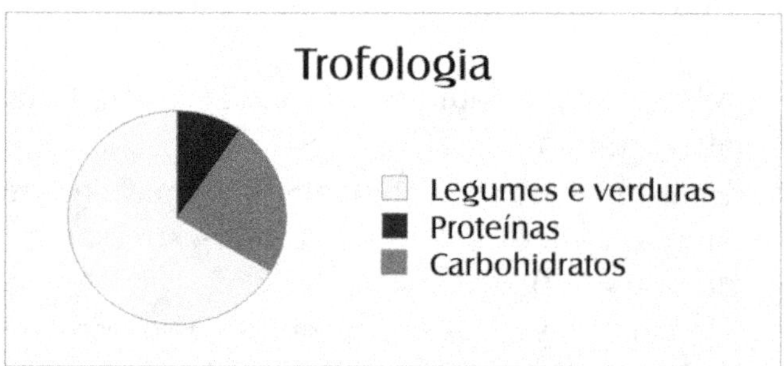

Desjejum. No desjejum, os mais radicais ingerem apenas fruta e de um único tipo. A única combinação saudável de frutas é a de banana, maçã, mamão e pêra. Para os moderados, pode-se agregar pão ou cereais com leite de soja (granola).

Jantar. No jantar, repete-se o almoço, porém a quantidade de alimento deve ser menor.

Cardápio. Cada um pode elaborar um cardápio de acordo com o gosto, desde que regulado pelas regras aqui transmitidas, ou seja, prático e saudável.

Cereal. Devemos comer quando temos fome e não apenas de acordo com o relógio. Por isso, é válido sempre estarmos com alguma barra de cereais, para os "casos de emergência".

Evitações. Evitar não quer dizer *nunca* fazer. O mais sábio é ter como regra (dia-a-dia) os conselhos aqui sugeridos e, *se for o caso*, cometer algumas exceções. Alguns *nãos*:

- Não misturar doces com salgados nem frutas com verduras (sobremesas!).
- Não alimentar-se demais antes de dormir (2 hs de antecedência, no mínimo).
- Não ingerir produtos industrializados (doces, bolachas, refrigerantes, café, chá preto, enlatados, conservas e apresuntados), pois contêm aditivos químicos perniciosos.
- Não ingerir líquidos durante as refeições.
- Não comer frituras.
- Não "lambiscar" entre as refeições.

- Não deitar-se após as refeições (procurar movimentar-se).
- Não comer apressadamente (procurar mastigar bem os alimentos antes de engolir).

Carne. A questão do consumo de carne é polêmica por vários motivos (nutricionais, econômicos, de saúde pública – vaca louca !!! -, energéticos, éticos e estéticos, entre outros). O indivíduo deve analisar por si próprio qual o tipo e a _quantidade_ de alimento que melhor supre as suas necessidades orgânicas, sem fanatismos. Para a maioria das pessoas aconselha-se substituir, _gradualmente_, a carne de boi, porco e frango por peixes (de água doce e salgada) e frutos do mar. Soja, castanhas, nozes, azeitonas, gergelim, côco, abacate, enfim, o ideal mesmo é priorizar o consumo de _fito_proteínas.

Tóxicos. O consumo exagerado de carne não é aconselhável devido aos tóxicos cancerígenos nela encontrados: dietilbestrol (hormônio de crescimento); sulfito de sódio (usado para melhorar o aspecto); nitrato de potássio (salitre; fixa o sulfito de sódio). A carne, mesmo sem os tóxicos citados anteriormente, produz cadaverina, putrescina, indol, escatol, uréia e ácido úrico ao putrefar no intestino. É comum, também, a aplicação de antibióticos no rebanho, trazendo conseqüências imprevisíveis para os consumidores. Além disso, há traços de DDT na carne, originário do pasto com o qual os animais se alimentam.

Constipação. Um dos problemas mais sérios do consumo de alimentos industrializados e do uso excessivo de carne, são as toxinas que vão se acumulando no organismo a partir do intestino, sendo a prisão de ventre uma das principais causas das disfunções orgânicas. Sabemos que tanto os norte-americanos quanto os gaúchos são grande consumidores de carne. Pois bem: numa pesquisa descobriu-se que o norte-americano tem, em média, 2,5 kg de carne pútrida nas cavidades do intestino e que o Rio Grande do Sul tem o maior índice de câncer do cólon no Brasil.

Orgânica. A Agricultura Orgânica, por ser livre de agrotóxicos, está crescendo exponencialmente em alguns países, principalmente na Europa. Isso demonstra que a sociedade, aos poucos, está vendo a importância de se seguir algumas leis básicas e simples da natureza. Nós, enquanto indivíduos, podemos contribuir na efetivação dessa realidade, cultivando e consumindo alimentos orgânicos.

Suplementos. Existem vários suplementos alimentares no mercado, cada um para uma carência nutricional específica. É preciso tomar cuidado, porém, quanto aos riscos do uso exagerado ou indevido de alguns deles (*modas vitamínicas*). Se a pessoa consome alimentos variados e ricos em nutrientes, o consumo de suplementos torna-se secundário. Contudo, um chama a atenção: *Chlorella phyrenoidosa* .

Clorela. A *clorela* é uma alga unicelular de água doce que surgiu há 2,5 bilhões de anos. Foi descoberta no fim do século 19, sendo hoje consumida amplamente nos países do 1º Mundo, principalmente no Japão. Ela é conhecida como "pílula dos astronautas", por ser um ingrediente importante da sua dieta. A clorela desintoxica e nutre o organismo ao mesmo tempo, pois é riquíssima em nutrientes, tais como: oligoelementos, riboflavonóides, aminoácidos, vitaminas (inclusive a B12), entre outros. O ideal é a ingestão de 8 comprimidos diários de 250 mg, *ad infinitum*.

Dieta. Segue uma dieta naturopática de 28 dias (4 semanas). Se achar necessário, acrescentar carne.[1]

1º dia - Arroz integral; guisado de quiabo. Salada de alface, repolho, cenoura, brócolis e abacate. Sobremesa: iogurte natural ou coalhada

2º dia - Polenta; refogado de jiló. Salada de couve, rabanete e alface. Azeitona ou côco. Couve-flor. Sobremesa: Idem ao 1º dia.

3º dia - Triguinho; refogado de abóbora. Salada de beterraba crua, pepino, alface, escarola e ovo cozido. Sobremesa: Idem ao 1º dia.

---

[1] Fonte: Clínica Naturista Oásis Paranaense (www.oasisparanaense.com.br)

4° dia - Purê de batatinha; sopa de bugre. Salada de escarola, couve chinesa e alface. Gergelim ou castanha. Sobremesa: Idem ao 1° dia.

5° dia - Assado de soja. Salada de alface, tomate e pimentão. Sobremesa: Idem ao 1° dia.

6° dia - Arroz integral ensopado; guisado de vagens. Salada de abóbora madura, alface, grão-de-bico. Sobremesa: Idem ao 1° dia.

7° dia - Batatinha assada (forno); strogonoff de glúten*. Salada de agrião, alface e tomate.

8° dia - Feijão azuki; arroz integral; refogado de chuchu. Salada de nabo, beterraba cozida e alface.

9° dia - Torta de palmito; abacate. Salada de cenoura, chuchu cozido e repolho roxo.

10° dia - Assado de milho; macarrão integral. Salada de rabanete, escarola e alface.

11° dia - Sopa de ervilhas; pizza integral de cebola. Salada de tomate, alface e almeirão.
12° dia - Torta de berinjela; abacate ou côco. Salada de alface, tomate e cenoura.

13° dia - Quirera; proteína texturizada de soja (PTS). Salada de repolho, alface e brócolis.

14º dia - Batata-doce assada; arroz integral; abacate ou castanha. Salada de trigo germinado, alface e tomate.

15º dia - Abóbora amassada; assado de triguinho. Salada de abobrinha verde, couve-flor e cenoura.

16º dia - Berinjela assada; arroz integral; azeitonas. Salada de soja, tabule e alface.

17º dia - Lasanha de requeijão. Salada de pepino, escarola e couve.

18º dia - Glúten recheado; farofa de cenoura com ervilha. Salada de tabule, cenoura e tomate.

19º dia - Torta de legumes; sopa de 4 cereais. Salada de ricota, almeirão e cebola.

20º dia - Esfirra de palmito; sopa de verduras. Salada de alface, beterraba crua com côco ralado.

21º dia - Arroz integral; couve-flor gratinada. Salada de alface, beterraba e couve-chinesa.

22º dia - Assado de legumes; abacate. Salada de tomate, rabanete e couve.

23º dia - Arroz integral; lentilhas com legumes. Salada de pepino, almeirão e alface.

24º dia - Strogonoff de glúten; assado de berinjela. Salada de trigo germinado, couve-flor e alface.

25º dia - Grão-de-bico ensopado; refogado de jiló. Salada burguesa, legumes e alface.

26º dia - Torta paraguaia; frutas oleaginosas. Salada russa, tabule e cenoura.

27º dia - Torta de tomate; sopa de milho verde. Salada de abobrinha, tomate e nabo.

28º dia - Assado de mandioca; proteína de soja texturizada (PTS). Salada alface, repolho e pimentão.

* GLÚTEN

Ingredientes: 2 Kg de farinha de trigo; 1 xíc. de shoyo; 1 cebola picada; 1 dente de alho; salsinha picada. *Preparo*: Amasse a farinha de trigo com água como se fosse massa de pão. Deixe de molho em água durante 12 hs. Lave a massa com água corrente até sair todo o amido. O que sobrar é para petiscos. Prepare um molho com os demais ingredientes. Cozinhe os petiscos de glúten neste molho. Pronto para servir.

Obs. Cuidar para não oferecer glúten para as pessoas que não o toleram (doença celíaca).

DESINTOXICAÇÃO / REVITALIZAÇÃO

Vitalismo. A constatação básica do Vitalismo é a de que existe uma energia que forma e dá sustentação a todos os seres vivos, inclusive o homem, ou seja, nós, além do corpo físico, também possuímos um corpo energético.

Einstein. O famoso cientista Albert Einstein provou a equivalência entre massa e energia ($E = mc^2$). Ora, nosso corpo físico é composto de massa, portanto, em essência, ele também é energético.

Sinônimos. A energia que impregna o corpo físico é denominada na China de *chi* (sendo a base da Acupuntura e do Tai Chi Chuan); na Índia, de *prana* (sendo os chacras os pontos de maior concentração); no Sufismo, de *baraka*; no esoterismo, de *duplo etérico*; e assim por diante.

Equilíbrio. Quanto mais desequilibrada a energia vital, mais a pessoa apresenta distúrbios orgânicos. As técnicas naturopáticas nada mais fazem do que *estimular o equilíbrio energético/orgânico* do indivíduo, implicando no fortalecimento do seu sistema imunológico. Geralmente, o ser humano - por ter livre-arbítrio - acaba desrespeitando as leis naturais, gerando então os desequilíbrios energéticos-orgânicos, causa dos mais diversos males. Os alimentos (trofoenergia), as ervas (fitoenergia), a água (hidroenergia) e a argila (geoenergia), são elementos que - por não terem livre-arbítrio - permanecem fiéis aos seus arquétipos. Assim, os agentes naturais vêm em socorro do indivíduo, auxiliando-o no seu reequilíbrio e, conseqüentemente, na melhora da sua qualidade de vida.

Febre. Segundo vários pesquisadores, o organismo da maioria das pessoas encontra-se intoxicado devido à alimentação incorreta (produtos industrializados; excesso de carne). Os produtos tóxicos vão se acumulando no intestino, afluindo, então, uma quantidade maior de sangue para o aparelho digestivo. Assim, ocorre um acúmulo de calor nessa região, instalando-se o desequilíbrio térmico do corpo - chamado por Lezaeta Acharan de *febre interna* - causa da maioria das disfunções orgânicas.

Técnicas. Diante desse quadro, existem algumas técnicas antigas mas extremamente eficazes no reequilíbrio térmico e, conseqüentemente, na desintoxicação e revitalização do organismo. São elas:

JEJUM

Jejum. O jejum é um dos recursos mais valiosos na desintoxicação geral do organismo, sendo praticado inclusive pelas religiões a fim de purificar o corpo. Seu princípio é o de que o organismo, no que tange a alimentação, gasta sua energia com 2 funções básicas: assimilação (50%) e desassimilação (50%). Quando paramos de ingerir alimentos (assimilação), naturalmente o metabolismo direciona todas as suas energias (100%) no processo de desassimilação, retirando as toxinas e os despojos cadavéricos (carne) alojados no corpo, harmonizando profundamente a atividade orgânica.

Cuidados. O jejum deve ser realizado tomando-se alguns cuidados. Se for realizar um jejum prolongado (superior a 2 dias), procure *obrigatoriamente* orientação médica; pessoas que estão enfermas ou que apresentam anemia ou o peso muito abaixo do ideal não devem jejuar.

Técnica. Ao se decidir fazer um jejum, siga estes passos:

1. Marque uma data precisa (de preferência num fim de semana)

2. Na semana antecedente, diminua gradualmente o volume de alimentos ingeridos, para que o organismo vá se acostumando.

3. Elimine o café, doces, refrigerantes, álcool, ou seja, tudo aquilo que produza irritação.

4. Nos 2 dias de jejum, ingerir apenas água e ficar em repouso, inclusive mental (não procurar ler ou assistir televisão).

5. Aproveite o jejum para entrar em contato com você mesmo.

6. Ao voltar a se alimentar (3º dia), *jamais comer apressadamente e em grande quantidade*, pois o organismo não está ainda adaptado; o correto é comer pausadamente algumas frutas no desjejum e, no almoço, comer verduras, leguminosas e um pouco de pão ou algum cereal; no jantar, repetir o almoço. No dia subseqüente, voltar a alimentar-se regradamente, procurando observar quais os alimentos que são indesejáveis e/ou prejudiciais ao organismo.

7. Fazer um jejum a cada 12 meses, pelo menos.

8. O organismo agradece.

HIDROTERAPIA

História. A Hidroterapia é uma das mais antigas técnicas naturopáticas utilizadas, tanto com objetivos curativos quanto preventivos. Pitágoras e Hipócrates, na Grécia antiga, prescreviam tratamentos através de enfaixamentos, compressas, banhos de imersão, entre outros. Em nossos tempos - mais exatamente no século 19 - foi Sebastian Kneipp o grande divulgador da Hidroterapia.

Tipos. A Hidroterapia divide-se em *interna* (Clenoterapia: águas minerais medicinais) e *externa* (duchas, banhos, compressas).

Razões. A explicação científica da eficácia da Hidroterapia é a de que a mesma, ao estimular a contração e dilatação dos vasos sangüíneos (através da água quente e fria), permite aos órgãos expulsar o material tóxico alojado no corpo. A contração/dilatação faz com que a membrana da célula crie um diferencial de íons (sódio e potássio), ocasionando o fluxo das toxinas do interior celular para a corrente sangüínea, sendo daí eliminada pelos órgãos de excreção (rins, intestino, pulmões e, principalmente, através dos poros da pele).

Efeitos. Os principais efeitos produzidos pela Hidroterapia no organismo são estes:

- Eliminação das toxinas que prejudicam as funções orgânicas.
- Normalização do equilíbrio do sistema nervoso autônomo (SNA).
- Normalização da má distribuição do calor corporal (reequilíbrio térmico).

Vital. O chamado *Banho Vital* é um dos mais poderosos recursos da Hidroterapia no tratamento de uma infinidade de distúrbios, pois atua sobre os aparelhos genital, digestivo e circulatório, além do sistema nervoso e glândulas de secreção interna, mobilizando todo o organismo. Eis os principais efeitos: aumenta o número de glóbulos vermelhos; descongestiona o cérebro e pulmões; modera a temperatura interna.

Técnica. Para aplicá-lo, necessita-se de uma banheira de assento (pode-se substituí-la por uma bacia de plástico de 30 ou 40 litros encontrada em qualquer supermercado) e um banquinho colocado no seu interior. A pessoa senta-se no banquinho com os pés colocados numa outra bacia com água quente (ferva uma chaleira d'água e acrescente água da torneira até ficar na temperatura de 40º, ou seja, quente mas suportável). Coloca-se água fria na bacia de assento (acrescente cubos de gelo na água para que esta fique em torno de 8º a 15º) estando o nível da água abaixo do assento do banquinho para que as nádegas não se molhem (ver figura abaixo). Com um pano de algodão macio baixa-se a mão por entre as pernas até a água, molhando-o bem; fricciona-se o pano na pele pelo lado direito do órgão genital até a altura do umbigo, depois para a esquerda e baixa-se novamente até a água pelo lado esquerdo do órgão genital em formato de triângulo. Repete-se a operação sucessivamente por cerca de 20 minutos.

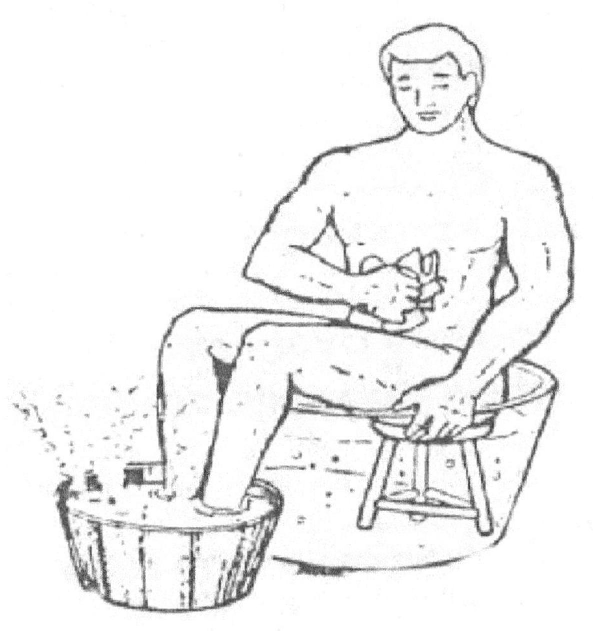

Cuidados. Este banho deve ser realizado com o estômago vazio, ou seja, entre as refeições. Ingerir alimentos somente 30 minutos após o banho. Aplicá-lo uma ou duas vezes ao dia.

Imersão. No que toca ao *stress,* um dos mais valiosos recursos para o reequilíbrio orgânico e psíquico é o *banho de imersão*, pois este é calmante (sedativo). O ideal é potencializar o banho colocando na água alguma erva medicinal (eucalipto, alecrim, camomila, capim-limão, erva cidreira). Quem apresenta problemas cardíacos deve evitar o banho de imersão e também a sauna.

Técnica. Estar com o estômago vazio (importantíssimo!). Encher a banheira com água, acrescentando o chá. A temperatura pode variar de 38º a 43ºC. O tempo varia de 10 a 30 min., ou seja, sair da banheira quando sentir que estiver bem relaxado. Repousar logo após o banho (evitar dirigir veículo ou exercer alguma atividade que exija muita atenção).

GEOTERAPIA

Argila. A utilização da argila no combate às doenças é um dos recursos mais antigos da humanidade. Tem um poder desintoxicante, descongestionante, analgésico, cicatrizante e tonificador sem igual, atuando no reequilíbrio térmico de todo o organismo. Hipócrates usava a Geoterapia e a recomendava amplamente.

Razão. A argila possui microminerais (cristais de sílica, alumínio, ferro, entre outros) que, ao contato com a pele, conseguem absorver o calor excessivo dos órgãos internos, além de descongestionar as vísceras e extrair as impurezas (toxinas) do organismo.

Animais. Alguns animais, quando estão doentes, procuram a argila para se remediarem. Os cães, por exemplo, ao serem picados por alguma cobra, ficam dias no brejo (lama) a fim de se desintoxicarem.

COMPRESSA (CATAPLASMA) DE ARGILA MEDICINAL

Cataplasma. Para a aplicação da compressa abdominal de argila medicinal (a argila se adquire em boticas de produtos naturais), mistura-se o seu pó com água pura até que se alcance uma liga semelhante à massa de cimento para fixar tijolos. Essa massa deve ser espalhada sobre todo o abdômen, inclusive na parte posterior do mesmo (costas) com uma espessura de 1 a 2 cm (ver figura abaixo). Em seguida coloca-se um pano bem fino (tipo fraldas) envolvendo toda a área. A duração é de 2 horas, nem mais nem menos do que isso, permanecendo a pessoa deitada e tomando o cuidado para que os pés estejam agasalhados (cobertor). A sua aplicação pode ser feita geralmente 2 horas antes de dormir. O estômago, de preferência, não deve estar cheio.

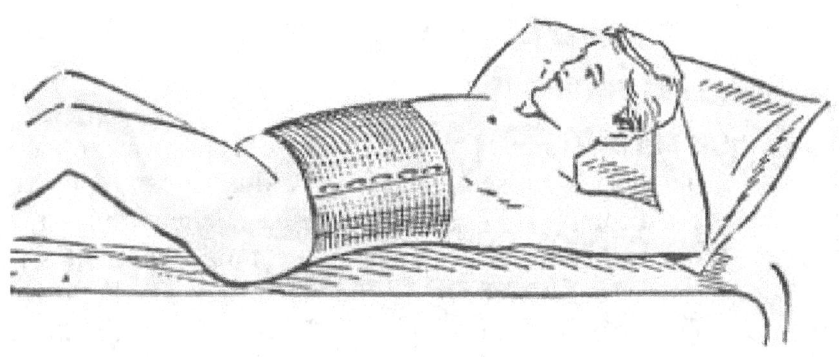

DURAÇÃO DO TRATAMENTO

Extensão. Quanto mais desequilibrado o organismo, mais extensa será a duração do tratamento de desintoxicação e revitalização. Para aqueles que não apresentam disfunções maiores, recomenda-se:

1. Aplicar a técnica do jejum num sábado e domingo.
2. A partir da segunda-feira e DURANTE 05 DIAS ININTERRUPTOS, fazer dois banhos vitais (um pela manhã e outro à tarde ou à noite, nunca esquecendo de estar com o estômago vazio), aplicar a cataplasma de argila por duas horas (geralmente antes de dormir) e alimentar-se conforme as recomendações citadas anteriormente.

FITOTERAPIA

Ervas. A mais antiga forma de cura existente no planeta, presente em todos os povos, é a fitoterapia. A humanidade já conhece inúmeras plantas com poder medicinal e ainda há muitas a serem descobertas. Mesmo as drogas da indústria farmacêutica apresentam 40% dos seus princípios ativos retirados das plantas medicinais.

Enfoque. Todos sabemos os benefícios do uso das ervas medicinais, porém, deve ficar bem claro que elas são apenas *coadjuvantes* no tratamento naturopático, porque o equilíbrio orgânico depende do estilo de vida que se leva. Não podemos ficar esperando pelos "poderes miraculosos" de alguma planta para sanar nossos distúrbios, se não estaremos atuando igual aos tratamentos medicamentosos, com enfoque mais nas doenças do que na saúde.

Úlcera. Um exemplo gritante disso é o caso da pessoa que vive tomando chá de *espinheira santa* porque "ela cura úlcera", mas não consegue se livrar do problema. Mas como, se ela só come porcaria, não dorme direito, está sempre estressada, não se exercita, e, além disso, fuma e ingere muito álcool? *A natureza exige o cumprimento de suas leis.*

Advertência. Se a pessoa está tomando algum remédio prescrito pelo médico, não é aconselhável ingerir concomitantemente alguma erva medicinal, pois podem ocorrer reações entre as substâncias.

Indicações. Aconselhamos o livro *As Sensacionais 50 Plantas Medicinais* (ver bibliografia) como sendo uma ótima referência no uso das ervas indicadas no tratamento de vários distúrbios psicossomáticos.

Naturologia. Até agora falamos sobre Naturopatia, isto é, o *tratamento* das disfunções orgânicas através dos agentes naturais. A seguir, iremos discorrer brevemente sobre conceitos relacionados à Naturologia, que estão voltados mais à *prevenção* e *manutenção* da saúde e da qualidade de vida.

BEM-ESTAR

Intuito. Para complementar o que foi transmitido até agora, achei interessante comentar de forma sucinta alguns aspectos ou fatores que influem na qualidade de vida. Não pretendo fornecer uma fórmula de auto-ajuda – igual a tantas por aí – mas sim descrever aquilo que, para mim, é fundamental na manutenção do bem-estar individual e, por extensão, coletivo.

Guarda-chuva. Usarei a palavra BEM-ESTAR como "guarda-chuva", ou seja, cada letra sua abrigará princípios gerais que, em seu conjunto, são os pré-requisitos justamente do bem-estar. Simples, mas eficaz. Vejamos:

Boa alimentação
Exercícios físicos-energéticos
Meditação
-
Estudo
Sono regular
Trabalho
Amor
Reurbanização

BOA ALIMENTAÇÃO

Alimentação. Já falamos bastante sobre alimentação no capítulo que aborda a Trofoterapia. Devida à sua importância no equilíbrio psicossomático, gostaria apenas de acrescentar a famosa frase : "O homem é aquilo que come". Radical, mas faz pensar. Se não consigo nem equilibrar minha alimentação, que dirá minha vida?

EXERCÍCIOS FÍSICOS-ENERGÉTICOS

Exercícios. Vida é movimento. Seria redundante falarmos detalhadamente sobre os benefícios que os exercícios físicos proporcionam (desintoxicação, diminuição do stress, melhor oxigenação, entre outros) porque são de amplo conhecimento. O indicado é a pessoa escolher a atividade física que mais lhe agrada e que se adapta as suas características (caminhada, natação, esportes coletivos, musculação etc.) e *praticá-la*, fazendo, antes, uma avaliação médica. Importante também é a manter uma regularidade nos exercícios, evitando aquele "futebolzinho de fim-de-semana esporádico".

Bioenergias. A consciência (espírito, alma, eu superior, self) possui veículos energéticos para se manifestar: corpo físico (o mais denso), corpo energético (composto pelos chakras), corpo emocional, mental, intuitivo etc. Na China, as bioenergias são chamadas de *chi* (todo o sistema da Acupuntura nele se baseia); na Índia, *prana* (Yoga); no misticismo, *duplo etérico*.

Percepção. Podemos perceber e controlar nosso fluxo energético na interação com os ambientes aonde nos movemos e com as demais consciências que nos relacionamos. Para mais informações, consulte o livro *Projeciologia* (ver bibliografia), nos capítulos que abordam o chamado EV (Estado Vibracional).

Tai Chi. Uma combinação poderosa de exercício físico e energético é o *Tai Chi Chuan*, um "movimento contemplativo" amplamente praticado pelos chineses, o qual recomendo. Procure um professor competente e vá em frente.

MEDITAÇÃO

Equilíbrio. O homem ocidental moderno é escravo do relógio e dos afazeres, devido ao utilitarismo exacerbado operante na sociedade. Muitos dos seus sofrimentos (stress, angústia, depressão, entre outros) podem ser minimizados se for adotado o hábito da meditação (reflexão, autoconhecimento) diária, onde procura-se "estreitar os laços" com a Fonte Infinita, alimentando a espiritualidade e tornando a vida mais harmônica com o fluxo das coisas.

Discernimento. Não é preciso virar monge ou mudar para o Himalaia para meditar, pelo contrário, bastam uns 20 ou 30 minutos diários de prática para em poucas semanas perceber a pacificação e o esclarecimento resultantes. Um alerta: a meditação não deve ser feita em grupo, devido ao acoplamento energético ou indução inconsciente que pode ocorrer. Alguns pesquisadores consideram a meditação uma técnica de auto-hipnose, portanto, existem vários organizações por aí se aproveitando dela para manipular seus seguidores, denegrindo, assim, seus benefícios. Por isso a meditação deve ser praticada com discernimento (para evitar a alienação) e de forma individual (para evitar a hetero-hipnose). Aconselho o livro *A Sabedoria do Eu Superior* (ver bibliografia) como um roteiro confiável e eficaz no início das práticas meditativas.

ESTUDO

Intelecto. O desenvolvimento da intelectualidade e do raciocínio crítico são importantes na evolução da consciência, porque assim ela amplia o entendimento dos fatos, dos "porquês" existenciais, tendo maiores possibilidades de aprofundar sua ética e princípios pessoais (valores).

Cuidado. Devemos exercer nossa intelectualidade, mas com o cuidado de não sermos *intelectualóides*, ou seja, "teoricões", não praticando quase nada daquilo que na teoria defendemos. Outra falácia advinda do intelectualismo exacerbado é sua tendência de reduzir a existência apenas ao seu aspecto racional (mecanicismo existencial).

Auto-didaxia. O estudo, em seu sentido mais profundo, dá-se através da auto-didaxia e a aprendizagem que dele advém é contínua. O período acadêmico é apenas o início, nos dando instrumentos e certificados para atuarmos na sociedade; mas a coisa não deve parar por aí, porque, quanto mais estudamos, mais descobrimos o tamanho da nossa ignorância.

SONO REGULAR

Ciclo. O sono é uma necessidade fisiológica muitas vezes negligenciada pela maioria das pessoas, principalmente aquelas com perfil dinâmico, "taquipsíquico". Num dia dorme-se pouco, noutro dorme-se demais. Exceções podem ocorrer, porém o ideal é respeitar o ciclo circadiano do organismo, dormindo na quantidade certa, nem mais, nem menos. A duração do sono dá-se conforme o indivíduo e sua idade, variando, a partir da juventude, de 4 à 8 hs diárias, podendo, inclusive, ser dividido em 2 períodos (por exemplo, das 13 às 15 hs e das 23 às 04 hs).

TRABALHO

Profissão. É conhecido o refrão de que não viemos ao mundo apenas a passeio, mas também a trabalho, e não somente em relação ao exercício de uma profissão em particular, mas em relação às diversas

tarefas que podemos realizar (assistência voluntária,
por exemplo).

Trinômio. O ideal, segundo Waldo Vieira, é a
pessoa exercer o trinômio motivação-trabalho-lazer,
ou seja, trabalhar naquilo onde se encontra
motivação e transformá-lo numa fonte de prazer.

Equilíbrio. Sempre é bom lembrar que o trabalho é
fundamental, porém é *uma* das facetas da vida e não
o seu conjunto. O indivíduo, ao exagerar no ritmo ou
na quantidade de trabalho (*workaholic*) pode, na
verdade, estar usando-o como fuga existencial,
sendo este um mal endêmico na sociedade moderna.
Por outro lado, qualquer tipo de parasitismo deve ser
evitado.

AMOR

Abrangência. Esta palavra - amor - abrange uma
série de outras (assistência, fraternidade, sexualidade
sadia, ética, solidariedade). Amar é procurar estar
atento às necessidades alheias, desde um simples
sorriso até um profundo esclarecimento existencial;
é sair de si, ampliando os estreitos limites do
egocentrismo; é crescer, ajudando o outro a crescer.

REURBANIZAÇÃO

Renovar. As crises existenciais e suas derivações (crise financeira, afetiva, profissional etc.) que *aparentemente* nos afligem são, na verdade, salutares, pois é através delas que vamos detectando os pontos que devemos corrigir em nossa conduta de vida. A reurbanização pessoal é uma conseqüência direta disso, onde buscamos continuamente reciclar nossos pensamentos, sentimentos e ações, nos transformando num epicentro de pacificação e esclarecimento, *aonde quer que estejamos*. Com o tempo, vamos percebendo que a existência é um conjunto de "estados de espírito", livres, portanto, de qualquer condição externa à nossa intra-consciencialidade; somos nós que, em última instância, decidimos como reagir às coisas, positivas ou não. *Existo, logo reciclo.*

Referências bibliográficas:

01. **ACHARAN, Manoel Lezaeta**; *Medicina Natural ao Alcance de Todos*; Hemus; São Paulo; 1981.

02. **BONTEMPO, Márcio**; *Manual da Medicina Integral*; Best Seller; São Paulo; 1994.

03. **BRUNTON, Paul**; *A Sabedoria do Eu Superior*; 332 p.; Editora Pensamento; São Paulo; 1994

04. **CAMPOS, José Maria**; *Guia Prático de Terapêutica Externa*; Cultrix/Pensamento; São Paulo; 1993.

05. **DIGEST, Reader's**; *Dicionário de Medicina Natural*; Reader's Digest Brasil; Rio de Janeiro; 1997.

06. **FRANCO, Lelington Lobo**; *As Sensacionais 50 Plantas Medicinais*; O Naturalista; Curitiba; 1996.

07. **VIEIRA, Waldo;** *Projeciologia*; IIPC; Rio de Janeiro; 1990.